NOTICE

SUR

L'HYDROTHÉRAPIE

ASSOCIÉE AUX

BAINS DE VAPEUR

TÉRÉBENTHINÉE ;

PAR M. LE DOCTEUR ARMAND REY.

GRENOBLE,

IMPRIMERIE MAISONVILLE, RUE DU PALAIS, 4

—

1853

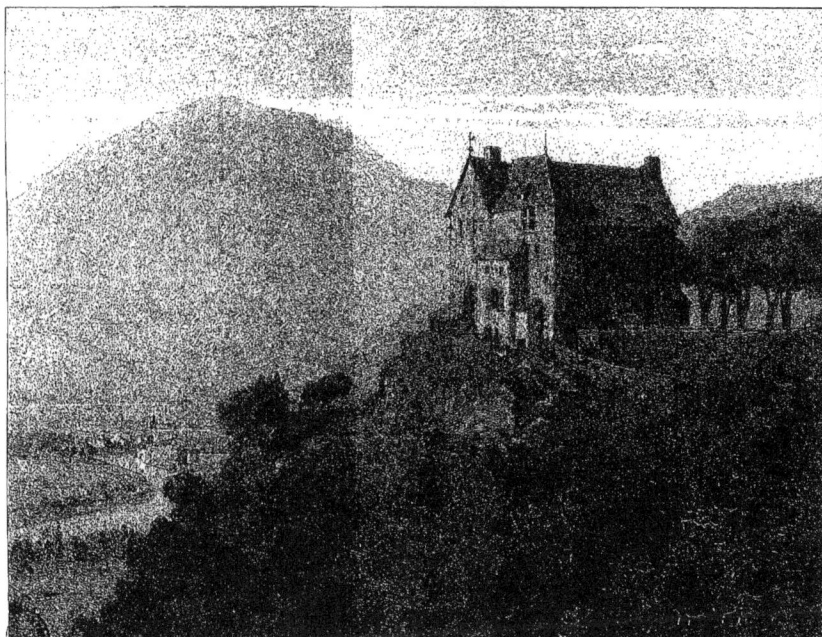

Cp. Mongain.   Imp. C. Pegeron.

CHÂTEAU DE BOUQUÉRON.

Etablissement d'Hydrothérapie.

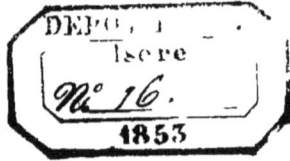

NOTICE

SUR

L'HYDROTHÉRAPIE

ASSOCIÉE AUX

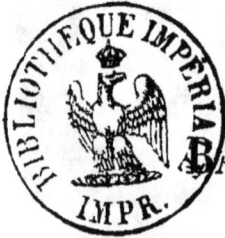

BAINS DE VAPEUR

TÉRÉBENTHINÉE,

PAR M. LE DOCTEUR ARMAND REY.

1853

Dire en peu de mots en quoi consiste la méthode hydrothérapique rationnelle ;

Répondre par des faits irrécusables et par le témoignage
des praticiens les plus célèbres de notre époque aux objections
plus ou moins fondées de ses rares adversaires ;

Indiquer les différentes maladies· auxquelles cette méthode
convient le mieux :

Tel est le but de cette Notice.

Dans ce résumé de l'état actuel de la science hydropathique
établie par les écrits des hommes spéciaux les plus recom-
mandables, j'appellerai surtout l'attention de mes lecteurs
sur les faits que mon observation particulière m'a permis de
constater dans les différents établissements que j'ai visités.

Egalement éloigné des médecins qui ont voulu ériger le
traitement par l'eau froide en panacée universelle et de ceux
qui se sont efforcés, — contre l'évidence, — de lui refuser la
moindre efficacité, j'ai pris le plus grand soin de n'inscrire une
maladie au nombre de celles qui peuvent être guéries par
l'hydrothérapie qu'après avoir recueilli une certaine somme
d'observations de cures incontestables.

Aussi me suis-je abstenu de toucher à la question du traitement hydriatrique des affections aiguës internes, telles que les fièvres continues, éruptives, la pneumonie, etc., etc., malgré les travaux si concluants, cependant, des Currie, Frohlich, Wrigt, Gianini, Grégory, Brandreth, Jakson et Cyrillo.

Mais le problème que ces auteurs se sont proposé de résoudre, et qu'ils ont même en partie résolu, m'a paru renfermer encore quelques termes inconnus, et mon expérience personnelle ne m'a pas permis d'en devancer la solution définitive par un jugement qui pourrait paraître prématuré.

Cette publication sera continuée par le compte-rendu annuel des travaux de l'Institut sanitaire de Bouquéron.

On trouvera à l'article consacré aux adjuvants des renseignements précis sur les bains de vapeur térébenthinés, dont les comptes-rendus de l'Académie de médecine et le *Journal de médecine et de chirurgie pratiques* ont fait tout récemment mention.

Dans le cours de cet opuscule, j'ai fait de nombreux emprunts aux ouvrages si consciencieux et si justement estimés de MM. Schedel, Scoutetten et Fleury. C'est donc à ces auteurs que je renverrai les personnes qui désireraient connaître, dans tous leurs détails, les faits curieux, scientifiques et expérimentaux qu'ils ont relatés.

On doit entendre par *hydrothérapie*, *hydriatrie* ou *hydropathie*, une méthode qui consiste à guérir ou à favoriser la guérison de *certaines maladies*, au moyen d'un agent *principal* qui est l'eau froide.

Je dis *certaines maladies*, parce que, jusqu'à présent du moins, rien ne prouve que cette méthode convienne à tous les états morbides.

Je dis encore que l'eau froide en est l'*agent principal*, parce que les autres moyens que possède la science peuvent et doivent être employés dans certains cas comme adjuvants, en même temps que l'hydrothérapie proprement dite

Prietsnitz, paysan hongrois, né le 4 juillet 1799, à Greiffenberg (Silésie autrichienne), observateur doué par la nature d'un tact médical vraiment remarquable, fonda l'hydrothérapie en 1816. Il est vrai qu'avant lui, Hippocrate, Galien, Celse, et plus tard Ambroise Paré avaient parlé de l'efficacité de l'eau froide.

Du temps de ce dernier, des guérisseurs pansaient leurs malades avec de l'eau de source, après avoir pris la précaution de la conjurer par des signes cabalistiques et des invocations. Biondo, Palatius, Hahn, Theden, Lombard et Percy rapportent avec un certain dépit les observations très-curieuses des succès de ces empiriques.

« Néanmoins c'est à Prietsnitz, dit M. Trousseau, que la science
« est redevable d'avoir pu recueillir des faits qui ont donné à l'hydro-
« thérapie une extension jusqu'ici inconnue. »

On conçoit aisément que Prietsnitz, complétement dépourvu des
connaissances les plus élémentaires dans l'art de guérir, dut appliquer sa méthode sans autre discernement, sans autre guide que ce
tact médical que personne ne lui a jamais contesté. C'était d'abord
avec des éponges imbibées d'eau froide qu'il ablutionnait et frictionnait ses malades. Il parcourait, avec un léger bagage, les pays voisins
de Greiffenberg, obtenant tous les jours des succès surprenants,
faisant à chaque pas des cures inespérées. Traqué d'abord par la
police, il reçut en 1830, du gouvernement autrichien, et à la solli-
citation d'un ministre qu'il avait guéri, l'autorisation de fonder un
établissement, d'y loger et d'y traiter des malades. Cet établissement
a, depuis lors, pris une telle extension qu'il a pu recevoir chaque
année jusqu'à 1,416 pensionnaires ! Prietsnitz ajouta alors à sa première méthode les douches, les bains, les ablutions, les enveloppe-
ments dans le drap mouillé, les compresses humides, et, comme
auxiliaires, l'exercice, la sudation, l'eau froide à l'intérieur, qu'il
ordonnait en assez grande quantité pour indigérer quelquefois ses
malades. Nous retrouvons dans la méthode rationnelle ces divers
moyens, avec cette différence cependant que leur emploi a subi des
modifications nombreuses commandées par l'expérience et l'observation clinique.

Bientôt l'inventeur hongrois trouva des imitateurs qui répétèrent
servilement ce qu'ils avaient vu faire au maître, sans chercher à se
rendre compte des résultats qu'ils obtenaient. On trouve encore des
hydropathes qui suivent les mêmes errements, en soumettant leurs
clients à une formule unique pour tous, quelle que soit d'ailleurs leur
maladie. Mais la réputation de Greiffenberg finit par y attirer des
observateurs éclairés et consciencieux, qui en rapportèrent les bases
d'une méthode satisfaisante et féconde en résultats heureux.

Aujourd'hui l'on peut dire que cette méthode a été approuvée par
tout ce que l'Europe renferme de médecins célèbres. En France :
MM. P. Dubois, Trousseau, Bouchardat, Jobert de Lamballe,
Moreau, Marjolin, Larrey, Baudens, Récamier, Foville, Guersant,
Beau, Blandin et beaucoup d'autres dont les noms m'échappent,
ont bien souvent dans leur pratique conseillé l'hydrothérapie et l'ont
ainsi définitivement classée au nombre des agents les plus utiles de la
thérapeutique.

De l'Eau froide à l'extérieur.

Ses effets peuvent être variés presque à l'infini, en modifiant sa température, la forme, la durée de son administration, en faisant suivre ou précéder son emploi de certains auxiliaires, tels que l'exercice, la sudation, le régime, l'eau à l'intérieur, des frictions, etc.

Ces différentes manières d'agir ont été divisées par les hydropathes en médications dont les principales sont :

1° La médication antiphlogistique.
2°   —   sédative.
3°   —   tonique.
4°   —   excitative.
5°   —   altérante.

Médications mixtes. { 6° La médication antipériodique.
7°   —   adjuvante.
8°   —   hygiénique ou prophylactique.

Avant de passer en revue chacune de ces médications, je dois dire qu'il est indispensable d'employer des eaux de source remplissant les conditions suivantes :

PREMIÈRE CONDITION. — L'eau doit être d'une saveur agréable et d'une digestion facile. En effet, l'eau à l'intérieur est fréquemment prescrite pendant le cours d'un traitement hydriatrique. Elle modifie puissamment la constitution ; elle se mêle au sang, abaisse la température animale anormalement élevée, calme les pyrexies et fournit à l'économie des matériaux indispensables à la régularité de ses fonctions. Elle doit donc pouvoir être prise en assez grande quantité sans fatiguer l'estomac.

DEUXIÈME CONDITION. — Ne contenir aucun sel nuisible.

TROISIÈME CONDITION. — L'eau doit avoir une température aussi constante que possible. Celle des bonnes eaux de source est, en toutes saisons, de 10 à 12 degrés centigrades, à 1 ou 2 degrés de variation près. Cette température convient ordinairement à toutes les maladies, et l'on est rarement obligé de la modifier. Cependant, dans les cas où l'on veut obtenir une réaction (1) puissante, on la refroidit au moyen de la glace.

Médication antiphlogistique.

Cette médication se compose de bains, d'applications de compresses mouillées et d'irrigations presque continues. L'eau à la température de 15° ou 18° doit baigner le malade sans le frapper afin d'éviter toute réaction. Elle s'adresse surtout aux maladies aigues ; mais la difficulté de transporter les malades atteints de ce genre d'affection les éloigne des établissements spéciaux. Néanmoins, des médecins ont guéri par ce moyen des varioles, des fièvres typhoïdes, des pneumonies, etc.

C'est surtout dans les cas d'érysipèles, d'ophtalmies, d'arthrites aigues, de gouttes et de rhumatismes aigus, de contusions, d'entorses et de plaies récentes que cette médication produit les meilleurs résultats. Aussi a-t-elle été adoptée depuis longtemps par tous les chirurgiens sous le nom d'*irrigations continues*. Je lui dois la guérison d'un malade qui avait eu la main traversée par un coup de fusil chargé de plomb de grive. Le coup avait brisé les os du carpe et du métacarpe correspondants à l'index, et malgré la gravité de cette blessure, la cicatrisation était complète au bout d'un mois, sans fièvre et sans douleur.

Médication sédative.

L'eau doit être plus froide (12 degrés) ; les exercices sont moins prolongés (2 à 3 minutes) ; les compresses mouillées appliquées sur les parties correspondantes au siége de la maladie doivent être renouvelées moins souvent : en un mot, on favorise un léger mouvement de réaction. Dans les cas d'inflammation chronique de la matrice avec complication de symptômes nerveux, on y associe les injections rectales et vaginales de 3 à 4 minutes de durée. On traite ainsi les phlegmasies chroniques qui conservent un certain degré d'acuité.

---

(1) On entend par réaction la sensation de chaleur qui succède à l'impression produite par l'eau froide. Cette sensation est en raison directe de l'intensité du froid. L'onglée, par exemple, est un phénomène de réaction que tout le monde a éprouvé après avoir touché de la neige.

Médication tonique.

Elle comprend les douches locales et générales en pluie de 2 minutes, le bain de siége à eau courante, l'enveloppement dans le drap mouillé accompagné de quelques frictions légères. On prescrit en même temps aux malades l'exercice, une alimentation riche en principes azotés, l'emploi des ferrugineux, etc., etc.

Cette médication convient aux convalescents affaiblis par une longue maladie, aux anémiques, aux chlorotiques et aux scrofuleux au début de cette affection.

Les personnes atteintes d'aménorrhée (règles supprimées ou tardives), de lymphatisme, de pertes séminales, etc., se trouvent bien de ce traitement. M. Fleury cite des cas nombreux et parfaitement observés de déplacements de la matrice qui ont été guéris par ce moyen, après avoir résisté à tous les autres genres de traitement connus.

Médication excitatrice.

A mesure que nous avançons dans l'examen des différents degrés de la médecine hydrothérapique, nous voyons augmenter l'énergie des moyens employés. Pour obtenir un effet excitateur, on administre les douches froides en pluie, en colonne ou verticales, en leur donnant une grande force de projection. Dans certains cas, on y associe l'électricité au moyen de l'appareil du docteur Duchesne. Cette médication convient surtout aux malades atteints de paralysie et de constipations anciennes.

En localisant ces différents agents (bains en poussière, bains de siége, douches et injections diverses) de manière à agir avec des degrés d'intensité différents sur plusieurs points du corps en même temps, on obtient *la révulsion*. Les névralgies, les engorgements chroniques de la rate et du foie, l'hypertrophie du cœur, la péricardite chronique, le rhumatisme musculaire, les vomissements incoercibles, et enfin cette maladie si intolérable, qu'aucun auteur n'a décrite, et que tous les praticiens ont rencontree bien souvent dans leur pratique, cette maladie, en un mot, qu'on a décorée du nom d'état nerveux, tant on connaît peu son étiologie, sont traités avec succès par cette médication. Dans cette dernière affection surtout, on lui associe la sudation et les compresses excitantes.

Pour rendre cette médication résolutive, il suffit de prolonger un peu la durée de chaque exercice. Ainsi les compresses seront renouvelées plus souvent; chaque douche sera de 8 à 10 minutes.

On l'administre dans les cas de fausse ankylose, d'arthrite subaiguë, de gonflement succédant aux accès de goutte, de tumeurs blanches commençantes, etc.

Médication altérante ou dépurative.

Elle consiste dans l'emploi des douches locales ou générales en pluie ou en jet précédées de sudation. Elle convient aux affections constitutionnelles anciennes; dans les cas de syphilis, elle favorise l'action du traitement spécifique, et prévient le retour des accidents secondaires et tertiaires; dans ceux de scrofule invétérée, de certaines formes de maladies de peau (Devergie), de goutte chronique, elle est un adjuvant précieux de l'huile de foie de morue et des alcalins, et accélère singulièrement la guérison.

Médication antipériodique.

C'est Currie qui le premier a eu l'idée de traiter les fièvres intermittentes rebelles au moyen de l'eau froide. Il frictionnait le malade dans le drap mouillé pendant le stade de froid et l'ablutionnait pendant le stade de chaleur. M. Fleury administre une douche une heure avant l'accès et parvient ainsi à l'enrayer. Cette médication toute spéciale doit être essayée dans les cas où le sulfate de quinine a échoué ou bien n'est pas supporté par l'estomac.

Médication adjuvante, hygiénique ou prophylactique.

C'est un mélange des médications précédentes, variable selon l'âge, le sexe, le tempérament et la constitution des sujets; elle s'adresse plutôt à des prédispositions morbides qu'à des affections réelles.

C'est aux individus prédisposés à la chlorose, à l'anémie, aux scrofules, à ceux qui, sans être malades, ne jouissent pas d'une parfaite santé, aux enfants dont le développement est lent; aux femmes nerveuses dont la peau fonctionne mal, que cette médication rend le plus de services.

On comprendra qu'il est impossible de faire connaître d'une

manière précise les principaux moyens dont elle se compose, puisqu'elle les comporte tous.

Enfin, de même que les maladies ont des complications infinies et imprévues, les médications hydriatriques sont susceptibles des combinaisons les plus variées. On peut les associer deux à deux, trois a trois, en tout ou en partie, selon les indications. C'est de l'agrégation judicieuse de ces différents agents que dépendent les succès des médecins hydropathes.

Adjuvants.

J'ai déjà dit que l'exercice, l'eau à l'intérieur, une certaine alimentation, la sudation, l'usage des préparations ferrugineuses, l'électricité, etc., etc., peuvent et doivent être employés pour favoriser l'action de l'hydrothérapie; comme aussi cette dernière peut agir de la même manière à l'égard du traitement spécifique qui convient exclusivement à certaines affections.

DE L'EXERCICE.

Il active la circulation et les sécrétions, favorise l'accomplissement des principales fonctions, pourvu toutefois qu'il ne soit pas exagéré. M. Fleury, dans son Traité d'hydrothérapie, s'exprime ainsi :

« C'est à la campagne, au milieu de l'air pur des bois et des mon-
« tagnes, que l'hydrothérapie acquiert toute son efficacité. Il est
« très-regrettable, dit M. Scoutetten, que les établissements fondés
« en France ne soient pas dans des conditions propres à favoriser
« l'action du traitement; situés dans la plaine, ils sont privés d'eau
« de source; il leur manque aussi cet air pur et léger qui active
« les fonctions respiratoires et assimilatrices. N'oublions pas, en
« outre, qu'il faut un terrain accidenté pour les promenades, et
« qu'il convient de rechercher, autant que possible, les sites agréa-
« bles et imposants. »

Qu'il me soit permis de dire, en passant, que toutes les conditions énumérées par les deux savants praticiens que je viens de citer se trouvent réunies à Bouquéron. On dirait vraiment, à les lire, qu'ils ont écrit ces lignes à Bouquéron même, et qu'en présence du site placé sous leurs yeux ils se bornaient à le décrire pour en faire l'établissement idéal qu'ils avaient conçu.

DE L'EAU A L'INTÉRIEUR

L'eau froide, sans certains préjugés, serait la plus usitée de toutes les tisanes ; c'est à elle seule qu'est due l'action bienfaisante de ce genre de médicament, et non pas aux substances le plus souvent inertes qui les composent. L'eau froide est tonique : il faut donc l'administrer fraîche par un demi-verre à la fois, n'en pas faire prendre plus de huit verres dans les vingt-quatre heures, et ordonner au malade de faire de l'exercice. On la prescrit surtout dans les cas de goutte, de gravelle, d'hémorrhoïdes, de maladies du foie, d'embarras de la veine porte, etc., etc.

DU RÉGIME.

L'alimentation des malades est sans contredit ce qu'il y a de plus variable. On peut dire cependant, en général, que le régime froid convient aux personnes atteintes de maladies au foie, de digestions pénibles, etc., etc. L'eau froide pour unique boisson sera donnée aux malades par excès de pléthore, aux personnes obèses, etc., etc. On cite même plusieurs observations d'obésité considérablement diminuée par ce moyen, auquel on associe cependant un traitement hydriatrique spécial. Le vin, au contraire, sera prescrit en même temps qu'une alimentation très-nourrissante aux anémiques, aux aménorrhéiques, aux chlorotiques, etc., etc.

DE LA SUDATION.

On peut dire que la sudation est le principal adjuvant de l'hydro-thérapie. Pour faire suer leurs malades, Prietsnitz et les hydropathes ses successeurs ont imaginé plusieurs moyens dont les principaux sont : 1° le drap mouillé ; 2° le maillot ; 3° le bain d'air sec à la lampe à alcool. Ce dernier moyen, proposé par M. Fleury, doit avoir la préférence. En effet, outre l'inconvénient de provoquer quelque-fois des éruptions, l'enveloppement dans le drap mouillé a encore celui, dit M. Fleury, d'amollir, de rider, de pâlir la peau et de lui faire perdre ainsi ses qualités perspiratoires. Quant au maillot dans les couvertures de laine, c'est un véritable supplice ; l'excitation et l'irritation qu'il produit sur la peau sont quelquefois insupportables. D'ailleurs, la chaleur ne peut être graduée, et le temps nécessaire pour obtenir l'effet désiré est toujours trop long, eu égard à la gêne qu'éprouve le malade emmailloté.

Je proposerai donc un moyen de sudation qui, tout en présentant les avantages du bain d'air sec et chaud, peut être employé seul dans le traitement de certaines maladies. Je veux parler des bains de vapeurs térébenthinées fondés à Die depuis plusieurs années.

Les bûcherons des Glandaz, occupés à exploiter les copeaux résineux, eurent l'idée de se soumettre à la chaleur des fours qui leur servent à l'extraction de la poix, pour se guérir des douleurs rhumatismales contractées en couchant sur la terre humide des forêts. Des guérisons nombreuses furent le résultat de ce premier essai. On les attribua d'abord à la température élevée du four (de 60 à 80° centigrades); mais on ne tarda pas à découvrir l'influence que pouvaient avoir les vapeurs résineuses produites par les copeaux.

Des médecins instruits recueillirent des renseignements, étudièrent les faits, pour en tirer des conséquences qui les ont conduits à approprier les fours à poix à une nouvelle destination. Chaque année les docteurs Benoît et Chevandié, de Die, reçoivent de nombreux malades dans leurs établissements et obtiennent des cures très-remarquables. La presse médicale et les comptes-rendus de l'Académie de médecine en ont parlé en termes élogieux. Mes honorables confrères de Die ont obtenu de nombreux succès dans les cas de rhumatismes aigus et chroniques, de catarrhes bronchiques, de gouttes militaires, de flueurs blanches, etc., etc. Il est probable que, dans la suite, l'expérience démontrera l'efficacité de ce moyen nouveau dans un plus grand nombre de maladies. C'est dans cet espoir que je me propose de l'appliquer aux affections nerveuses graves. Des recherches que j'ai faites à ce sujet m'ont appris que Pinel, ayant associé les pilules de térébenthine aux douches froides, dans le traitement de la chorée et de l'épilepsie, en avait obtenu de bons résultats. Cette découverte m'a fortement encouragé dans l'exécution de mon projet. J'emploierai donc, comme moyen de sudation, le bain de vapeurs résineuses. Le même appareil me servira en même temps à donner des bains tout à fait semblables à ceux de Die. Je m'empresserai de communiquer au monde médical les observations que je recueillerai, afin de faire connaître les résultats obtenus par la médication nouvelle que je propose.

Quant aux adjuvants que l'hydrothérapie emprunte à la matière médicale, je n'ai rien a ajouter à ce que j'en ai déjà dit: leur action, d'ailleurs, n'éprouve aucune modification quand on les associe à l'eau froide.

Réfutations.

1er REPROCHE. — *Le traitement hydrothérapique est quelquefois dangereux. Il exige donc de la part du médecin qui le dirige une grande habileté.*

Nous verrons bientôt à quels dangers expose ce traitement. Les uns, tout à fait imaginaires, reposent entièrement sur des hypothèses démenties par l'expérience, les autres peuvent être évités avec la plus grande facilité, car ils consistent dans la production de certains effets que la meilleure volonté du monde et les plus grands efforts seraient souvent impuissants à déterminer.

L'habileté est sans doute une condition indispensable de succès dans toutes les professions. Mais, je le demanderai aux auteurs de ce reproche, faut-il plus d'habileté à un médecin hydropathe qu'à tout autre ? faut-il plus de ménagements, plus de savoir, plus d'expérience, pour administrer l'eau froide, que pour employer des substances aussi dangereuses que l'opium, l'arsenic, la strychnine, les sels mercuriels, etc., etc., que tout homme muni d'un diplôme de docteur en médecine ordonne tous les jours dans sa pratique? Les dangers de l'eau froide, quels qu'ils soient, peuvent-ils être comparés à ceux qui peuvent résulter de l'emploi inconsidéré ou intempestif des médicaments que je viens de nommer?

2e REPROCHE. — *Le traitement hydrothérapique est très-douloureux; disons le mot : il est barbare.*

C'est aux hydropathes empiriques que s'adresse ce reproche. Prietsnitz soumettait en effet ses malades à des exercices pénibles et bizarres ; mais, je me hâte de le dire, cette pratique est complétement abandonnée aujourd'hui. On soumet successivement les malades à une série d'agents dont le but est de les habituer graduellement à supporter, non seulement sans répugnance, mais encore avec un certain plaisir, le traitement qui leur convient. Au reste, consultez les malades qui ont fait de l'hydriatrie, et vous les verrez continuer chez eux les ablutions froides plutôt par goût que par besoin. On pourrait dire que les malades guéris par l'eau froide ont contracté une maladie incurable, celle de l'hydrothérapie. Ceux d'entre eux qui redoutent le plus le contact de l'eau, ceux qui se couvrent de laine de la tête aux pieds pour éviter le froid, s'habituent très-vîte aux douches les plus énergiques, et acquièrent bientôt une telle immunité contre le froid, qu'ils s'empressent d'abandonner leurs flanelles incommodes. C'est là un fait prouvé par des milliers d'exemples.

3ᵉ REPROCHE. — *L'eau froide appliquée sur la peau, au moment où elle se recouvre d'une transpiration abondante, ne doit-elle pas donner lieu à des accidents graves, à des inflammations, à des congestions? Des médecins distingués n'ont-ils pas recommandé d'éviter, et dans le monde n'a-t-on pas grand soin d'éviter de boire de l'eau froide quand on a chaud?*

Pour répondre à ces objections, je pourrais me borner à dire que, malgré toutes leurs recherches, nos contradicteurs n'ont jamais pu fournir à l'appui de leur opinion une *seule observation incontestable* de ces accidents dus à l'administration de l'eau froide à l'intérieur ou à l'extérieur. Cependant, toute opinion ayant droit à la discussion, je vais entrer dans quelques détails à ce sujet. Notons bien d'abord que les douches, ablutions ou immersions, après la sudation, ont une durée qui n'excède pas quatre minutes, et que ce temps ne suffit pas à abaisser la température animale d'une manière notable. Qu'ainsi les cas de pneumonies contractées à la suite d'un bain froid prolongé, dans une rivière par exemple, ne prouvent rien contre la thèse que je soutiens. Car, s'il en était autrement, les inflammations devraient fourmiller dans les établissements hydrothérapiques, et, je le répète, on n'a jamais pu en constater un seul cas.

On a vu, il est vrai, des indigestions et des phlegmasies pulmonaires dues à l'ingestion d'une *quantité considérable* d'eau prise *après dîner*. Mais on n'a tenu compte ni de la quantité d'eau ingérée, ni des dispositions particulières de l'estomac au moment de cette ingestion. Encore une fois, l'eau froide, prise en petite quantité au moment où l'estomac est vide, n'a aucun inconvénient. Je rappellerai à ce sujet que les exercices hydropathiques se font toujours avant les repas. Et puis, ne prend-on pas journellement, dans les dîners et dans les bals, des glaces, des sorbets? Ne sait-on pas que ces crêmes glacées facilitent la digestion? Je me rappellerai toujours que mon père ne manquait jamais de boire plusieurs gorgées à une source d'eau très-fraîche, en passant à Montfleury. Il avait quelquefois très-chaud, et jamais il n'a eu à s'en repentir. Mais, comme il croyait peut-être un peu au préjugé que je combats aujourd'hui, il attribuait l'innocuité de cette habitude aux excellentes qualités de son eau

4ᵉ REPROCHE. — *L'hydrothérapie peut produire des éruptions furonculeuses très-graves.*

Ces éruptions sont quelquefois produites par l'abus du drap mouillé. Quelques hydropathes empiriques les considéraient comme des crises salutaires qu'ils s'efforçaient de déterminer : c'est cette erreur qui nous a valu le reproche qu'on nous adresse aujourd'hui. Elles constituent au contraire, pour les partisans de la méthode rationnelle, des complications, des accidents qu'ils ont grand soin d'éviter. D'ailleurs, ces éruptions ne sont dangereuses que lorsqu'elles ont atteint une certaine étendue et une assez grande intensité (Fleury). Mais la science possède mille moyens de les arrêter au début, sans qu'il résulte rien de fâcheux pour le malade. Les éruptions arrivent aussi quelquefois par la faute des baigneurs, toujours enclins à exagérer le traitement auquel ils sont soumis. Une surveillance active suffit donc pour prévenir ces accidents.

5ᵉ REPROCHE. — *Le traitement hydrothérapique exige, pour agir, un temps assez long.*

Dire qu'un traitement est long, ce n'est pas nier son efficacité, au contraire, c'est constater qu'il produit de bons résultats au bout d'un certain temps. Et puis, dans certaines affections, qu'est-ce qu'un mois, que deux mois, six mois, un an même de traitement, quand, après avoir essayé de tout sans aucun avantage, on finit par recouvrer la santé ? Pourrait-on me dire si la médecine possède beaucoup de moyens plus prompts contre les névralgies, les rhumatismes, les gastrites chroniques, les tumeurs blanches, l'état nerveux, etc., etc.? D'ailleurs, ce reproche n'est pas fondé, et, pour s'en convaincre, il suffit de consulter les traités spéciaux. On verra dans ces ouvrages que la moyenne de la durée des traitements en général est de deux mois à peine.

GRENOBLE , IMPRIMERIE MAISONVILLE , RUE DU PALAIS

www.ingramcontent.com/pod-product-compliance
Lightning Source LLC
Chambersburg PA
CBHW050454210326
41520CB00019B/6211